Ce carnet appartient
à

____

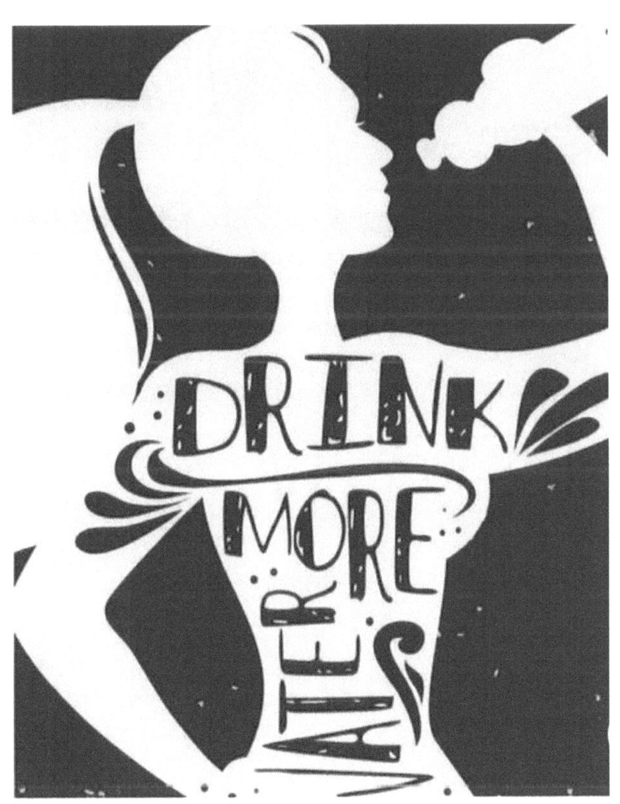

Année : ....

Mes mensuration

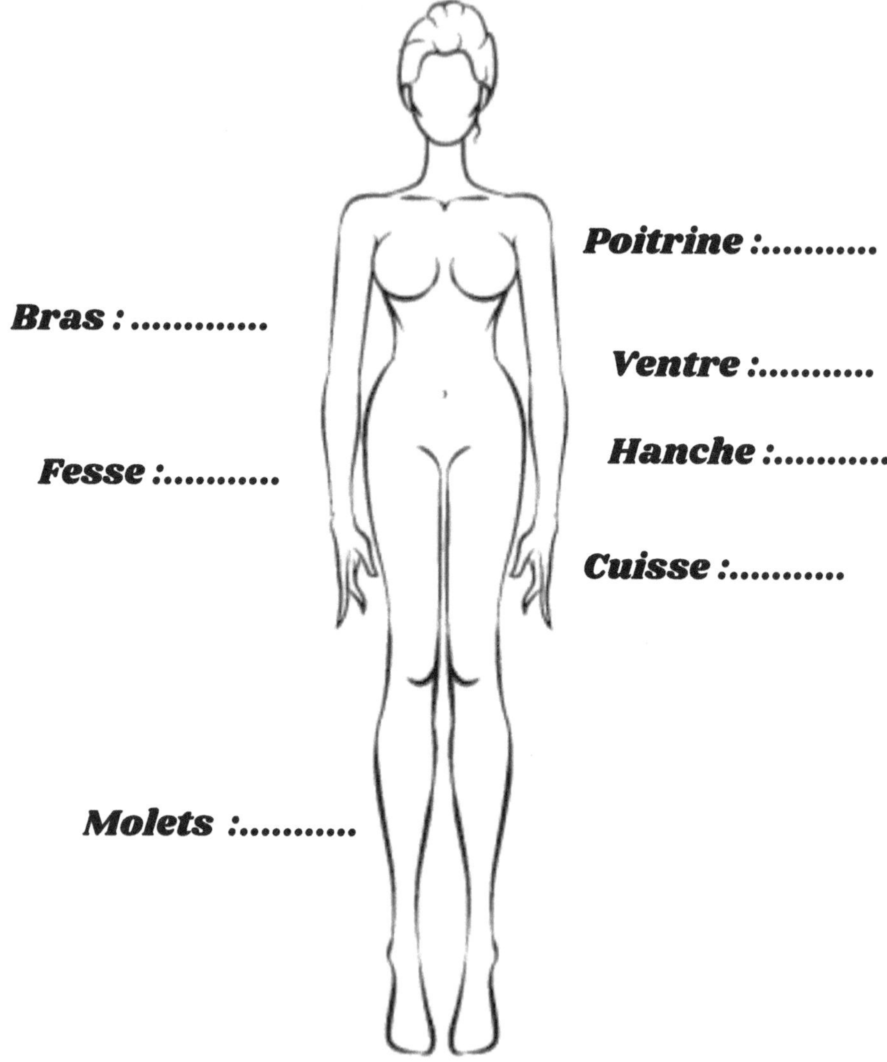

Poids : ....   **IMC : ....**

Ma progression

Semaine 1 : ① ② ③ ④ ⑥ ⑤ ⑦

Semaine 2 : ① ② ③ ④ ⑥ ⑤ ⑦

Semaine 3 : ① ② ③ ④ ⑥ ⑤ ⑦

Semaine 4 : ① ② ③ ④ ⑥ ⑤ ⑦

Semaine 5 : ① ② ③ ④ ⑥ ⑤ ⑦

Semaine 6 : ① ② ③ ④ ⑥ ⑤ ⑦

Semaine 7 : ① ② ③ ④ ⑥ ⑤ ⑦

Semaine 8 : ① ② ③ ④ ⑥ ⑤ ⑦

Semaine 9 : ① ② ③ ④ ⑥ ⑤ ⑦

Semaine 10 : ① ② ③ ④ ⑥ ⑤ ⑦

Semaine 11 : ① ② ③ ④ ⑥ ⑤ ⑦

Semaine 12 : ① ② ③ ④ ⑥ ⑤ ⑦

Semaine 13 : ① ② ③ ④ ⑥ ⑤

Photo du 1er Jour

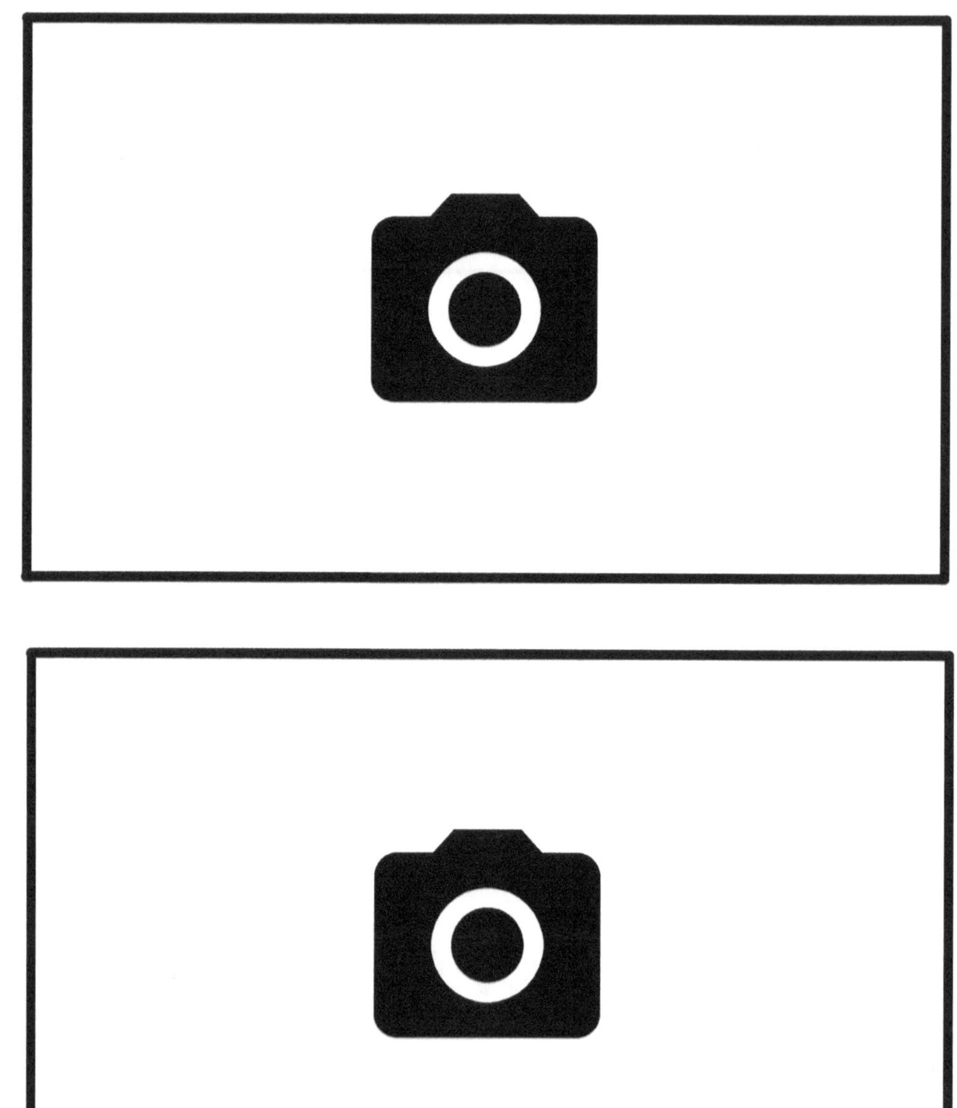

Ma séances

Semaine N° : ....   Jour N° : ....

Je me sens :

Mon alimentation :

Matin   midi   Soirée

....
....
....
....

kcal : ....   kcal : ....   kcal : ....

En cas : ....

Mes exercices du jour :

Matin   Aprés-midi   Soirée

....
....
....
....

Total de calories brulées : ....

Temps de sommeil : ....

Ma séances

Semaine N° : ....   Jour N° : ....

Je me sens :   😀 🙂 😐 🙁

Mon alimentation :

Matin   midi   Soirée

....
....
....
....

kcal : ....   kcal : ....   kcal : ....

En cas : ....

Mes exercices du jour :

Matin   Aprés-midi   Soirée

....
....
....
....

Total de calories brulées : ....

Temps de sommeil : ....

Ma séances

Semaine N° : ....   Jour N° : ....

Je me sens :

Mon alimentation :

Matin   midi   Soirée

....
....
....
....

kcal : ....   kcal : ....   kcal : ....

En cas : ....

Mes exercices du jour :

Matin   Aprés-midi   Soirée

....
....
....
....

Total de calories brulées : ....

Temps de sommeil : ....

Ma séances

Semaine N° : ....   Jour N° : ....

Je me sens :

Mon alimentation :

Matin   midi   Soirée

....

....

....

....

kcal : ....   kcal : ....   kcal : ....

En cas : ....

Mes exercices du jour :

Matin   Aprés-midi   Soirée

....

....

....

....

Total de calories brulées : ....

Temps de sommeil : ....

Ma séances

Semaine N° : ....   Jour N° : ....

Je me sens :   😃   🙂   😐   🙁

Mon alimentation :

Matin	midi	Soirée
....	....	....
....	....	....
....	....	....
....	....	....
kcal :	kcal :	kcal : ....

En cas : ....

Mes exercices du jour :

Matin	Aprés-midi	Soirée
....	....	....
....	....	....
....	....	....
....	....	....

Total de calories brulées : ....

Temps de sommeil : ....

Ma séances

Semaine N° : ....   Jour N° : ....

Je me sens :

Mon alimentation :

Matin   midi   Soirée

....
....
....
....

kcal : ....   kcal : ....   kcal : ....

En cas : ....

Mes exercices du jour :

Matin   Aprés-midi   Soirée

....
....
....
....

Total de calories brulées : ....

Temps de sommeil : ....

Ma séances

Semaine N° : ....   Jour N° : ....

Je me sens :

Mon alimentation :

Matin   midi   Soirée

....
....
....
....

kcal : ....   kcal : ....   kcal : ....

En cas : ....

Mes exercices du jour :

Matin   Aprés-midi   Soirée

....
....
....
....

Total de calories brulées : ....

Temps de sommeil : ....

Bilan de la semaine

Poids du début de semaine : ....

Poids actuel: ....

Temps total des entrainement : ....

Difficulté de la semaine: =   +   ++   +++   ++++

Qualité des repas :   =   +   ++   +++   ++++

Qualité du sommeil :   =   +   ++   +++   ++++

A améliorer :

____

____

____

____

Note :

____

____

____

Photo de la semaine N°....

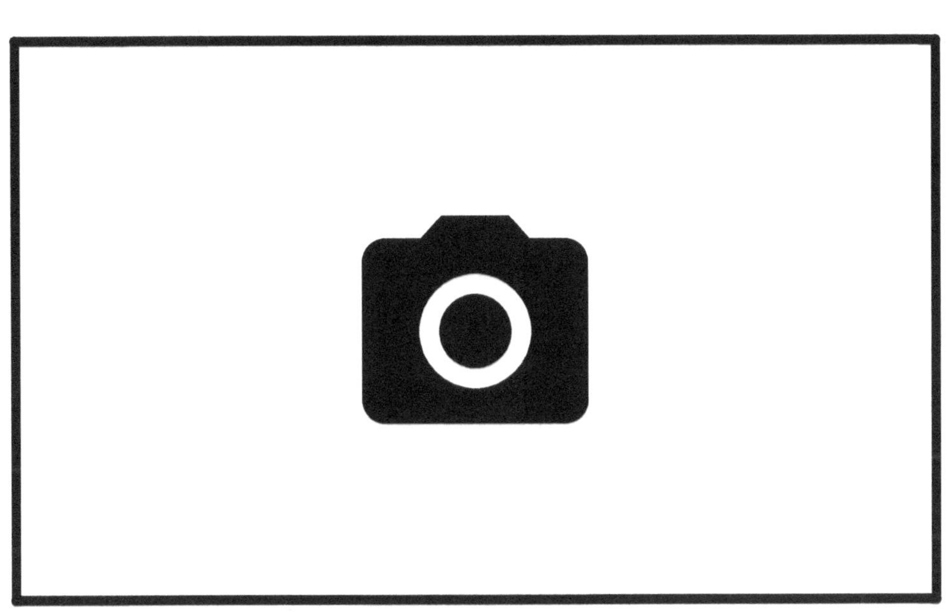

Ma motivation

Ma séances

Semaine N° : ....   Jour N° : ....

Je me sens :

Mon alimentation :

Matin   midi   Soirée

....

....

....

....

kcal : ....   kcal : ....   kcal : ....

En cas : ....

Mes exercices du jour :

Matin   Aprés-midi   Soirée

....

....

....

....

Total de calories brulées : ....

Temps de sommeil : ....

Ma séances

Semaine N° : ....   Jour N° : ....

Je me sens :

Mon alimentation :

Matin	midi	Soirée
....	....	....
....	....	....
....	....	....
....	....	....

kcal : ....   kcal : ....   kcal : ....

En cas : ....

Mes exercices du jour :

Matin	Aprés-midi	Soirée
....	....	....
....	....	....
....	....	....
....	....	....

Total de calories brulées : ....

Temps de sommeil : ....

Ma séances

Semaine N° : ....   Jour N° : ....

Je me sens :   😃   🙂   😐   🙁

Mon alimentation :

Matin   midi   Soirée

....

....

....

....

kcal : ....   kcal : ....   kcal : ....

En cas : ....

Mes exercices du jour :

Matin   Aprés-midi   Soirée

....

....

....

....

Total de calories brulées : ....

Temps de sommeil : ....

Ma séances

Semaine N° : ....   Jour N° : ....

Je me sens :

Mon alimentation :

Matin   midi   Soirée

....
....
....
....

kcal : ....   kcal : ....   kcal : ....

En cas : ....

Mes exercices du jour :

Matin   Aprés-midi   Soirée

....
....
....
....

Total de calories brulées : ....

Temps de sommeil : ....

Ma séances

Semaine N° : ....   Jour N° : ....

Je me sens : 😃 🙂 😐 🙁

Mon alimentation :

Matin	midi	Soirée
....	....	....
....	....	....
....	....	....
....	....	....
kcal :	kcal :	kcal : ....

En cas : ....

Mes exercices du jour :

Matin	Aprés-midi	Soirée
....	....	....
....	....	....
....	....	....
....	....	....

Total de calories brulées : ....

Temps de sommeil : ....

Ma séances

Semaine N° : ....   Jour N° : ....

Je me sens :

Mon alimentation :

Matin   midi   Soirée

....
....
....
....

kcal : ....   kcal : ....   kcal : ....

En cas : ....

Mes exercices du jour :

Matin   Aprés-midi   Soirée

....
....
....
....

Total de calories brulées : ....

Temps de sommeil : ....

Ma séances

Semaine N° : .... Jour N° : ....

Je me sens :

Mon alimentation :

Matin   midi   Soirée

....
....
....
....

kcal : .... kcal : .... kcal : ....

En cas : ....

Mes exercices du jour :

Matin   Aprés-midi   Soirée

....
....
....
....

Total de calories brulées : ....

Temps de sommeil : ....

Bilan de la semaine

Poids du début de semaine : ....

Poids actuel: ....

Temps total des entrainement : ....

Difficulté de la semaine: =   +   ++   +++   ++++

Qualité des repas :   =   +   ++   +++   ++++

Qualité du sommeil :   =   +   ++   +++   ++++

A améliorer :

____

____

____

____

Note :

____

____

Photo de la semaine N °....

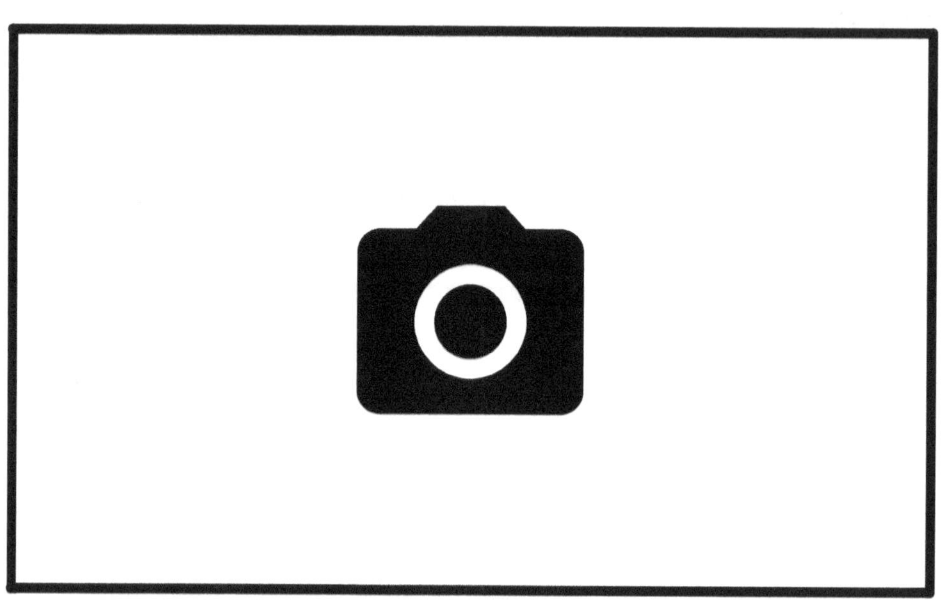

Ma motivation

Ma séances

Semaine N° : ....   Jour N° : ....

Je me sens : 🙂 🙂 😐 🙁

Mon alimentation :

Matin   midi   Soirée

....
....
....
....

kcal : ....   kcal : ....   kcal : ....

En cas : ....

Mes exercices du jour :

Matin   Aprés-midi   Soirée

....
....
....
....

Total de calories brulées : ....

Temps de sommeil : ....

Ma séances

Semaine N° : ....   Jour N° : ....

Je me sens :   😃   🙂   😐   🙁

Mon alimentation :

Matin   midi   Soirée

....
....
....
....

kcal : ....   kcal : ....   kcal : ....

En cas : ....

Mes exercices du jour :

Matin   Aprés-midi   Soirée

....
....
....
....

Total de calories brulées : ....

Temps de sommeil : ....

Ma séances

Semaine N° : ....   Jour N° : ....

Je me sens :

Mon alimentation :

Matin	midi	Soirée
....	....	....
....	....	....
....	....	....
....	....	....

kcal : ....   kcal : ....   kcal : ....

En cas : ....

Mes exercices du jour :

Matin	Aprés-midi	Soirée
....	....	....
....	....	....
....	....	....
....	....	....

Total de calories brulées : ....

Temps de sommeil : ....

Ma séances

Semaine N° : ....   Jour N° : ....

Je me sens :

Mon alimentation :

Matin   midi   Soirée

....
....
....
....

kcal : ....   kcal : ....   kcal : ....

En cas : ....

Mes exercices du jour :

Matin   Aprés-midi   Soirée

....
....
....
....

Total de calories brulées : ....

Temps de sommeil : ....

Ma séances

Semaine N° : ....   Jour N° : ....

Je me sens :

Mon alimentation :

Matin	midi	Soirée
....	....	....
....	....	....
....	....	....
....	....	....

kcal : ....   kcal : ....   kcal : ....

En cas : ....

Mes exercices du jour :

Matin	Aprés-midi	Soirée
....	....	....
....	....	....
....	....	....
....	....	....

Total de calories brulées : ....

Temps de sommeil : ....

Ma séances

Semaine N° : ....   Jour N° : ....

Je me sens :

Mon alimentation :

Matin   midi   Soirée

....
....
....
....

kcal : ....   kcal : ....   kcal : ....

En cas : ....

Mes exercices du jour :

Matin   Aprés-midi   Soirée

....
....
....
....

Total de calories brulées : ....

Temps de sommeil : ....

Ma séances

Semaine N° : ....   Jour N° : ....

Je me sens :

Mon alimentation :

Matin   midi   Soirée

....
....
....
....

kcal : ....   kcal : ....   kcal : ....

En cas : ....

Mes exercices du jour :

Matin   Aprés-midi   Soirée

....
....
....
....

Total de calories brulées : ....

Temps de sommeil : ....

Bilan de la semaine

Poids du début de semaine : ....

Poids actuel: ....

Temps total des entrainement : ....

Difficulté de la semaine: =   +   ++   +++   ++++

Qualité des repas : =   +   ++   +++   ++++

Qualité du sommeil : =   +   ++   +++   ++++

A améliorer :

____

____

____

____

Note :

____

____

____

Photo de la semaine N °....

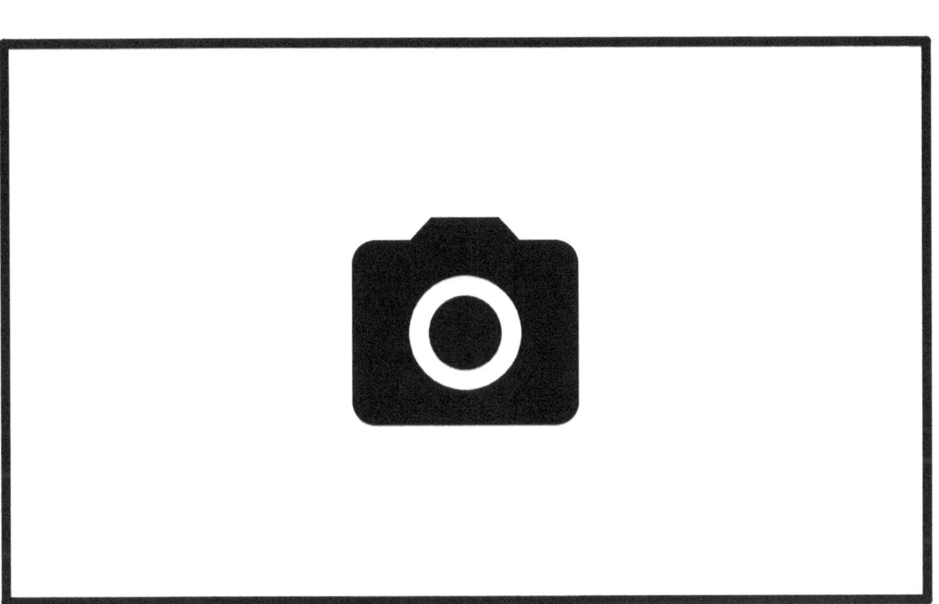

Ma motivation

Ma séances

Semaine N° : ....   Jour N° : ....

Je me sens :

Mon alimentation :

Matin   midi   Soirée

....
....
....
....

kcal : ....   kcal : ....   kcal : ....

En cas : ....

Mes exercices du jour :

Matin   Aprés-midi   Soirée

....
....
....
....

Total de calories brulées : ....

Temps de sommeil : ....

Ma séances

Semaine N° : ....   Jour N° : ....

Je me sens :

Mon alimentation :

Matin   midi   Soirée

....
....
....
....

kcal : ....   kcal : ....   kcal : ....

En cas : ....

Mes exercices du jour :

Matin   Aprés-midi   Soirée

....
....
....
....

Total de calories brulées : ....

Temps de sommeil : ....

Ma séances

Semaine N° : ....   Jour N° : ....

Je me sens :

Mon alimentation :

Matin	midi	Soirée
....	....	....
....	....	....
....	....	....
....	....	....

kcal : ....   kcal : ....   kcal : ....

En cas : ....

Mes exercices du jour :

Matin	Aprés-midi	Soirée
....	....	....
....	....	....
....	....	....
....	....	....

Total de calories brulées : ....

Temps de sommeil : ....

Ma séances

Semaine N° : ....   Jour N° : ....

Je me sens :   😀   🙂   😐   🙁

Mon alimentation :

Matin	midi	Soirée
....	....	....
....	....	....
....	....	....
....	....	....

kcal : ....   kcal : ....   kcal : ....

En cas : ....

Mes exercices du jour :

Matin	Aprés-midi	Soirée
....	....	....
....	....	....
....	....	....
....	....	....

Total de calories brulées : ....

Temps de sommeil : ....

Ma séances

Semaine N° : ....   Jour N° : ....

Je me sens :   😃 🙂 😐 🙁

Mon alimentation :

Matin   midi   Soirée

....
....
....
....

kcal : ....   kcal : ....   kcal : ....

En cas : ....

Mes exercices du jour :

Matin   Aprés-midi   Soirée

....
....
....
....

Total de calories brulées : ....

Temps de sommeil : ....

Ma séances

Semaine N° : ....   Jour N° : ....

Je me sens :

Mon alimentation :

Matin   midi   Soirée

....
....
....
....

kcal : ....   kcal : ....   kcal : ....

En cas : ....

Mes exercices du jour :

Matin   Aprés-midi   Soirée

....
....
....
....

Total de calories brulées : ....

Temps de sommeil : ....

Ma séances

Semaine N° : ....   Jour N° : ....

Je me sens : 😀 🙂 😐 🙁

Mon alimentation :

Matin	midi	Soirée
....	....	....
....	....	....
....	....	....
....	....	....
kcal :	kcal :	kcal : ....

En cas : ....

Mes exercices du jour :

Matin	Aprés-midi	Soirée
....	....	....
....	....	....
....	....	....
....	....	....

Total de calories brulées : ....

Temps de sommeil : ....

Bilan de la semaine

Poids du début de semaine : ....

Poids actuel: ....

Temps total des entrainement : ....

Difficulté de la semaine: =   +   ++   +++   ++++

Qualité des repas :   =   +   ++   +++   ++++

Qualité du sommeil :   =   +   ++   +++   ++++

A améliorer :

____

____

____

____

____

Note :

____

____

____

Photo de la semaine N°....

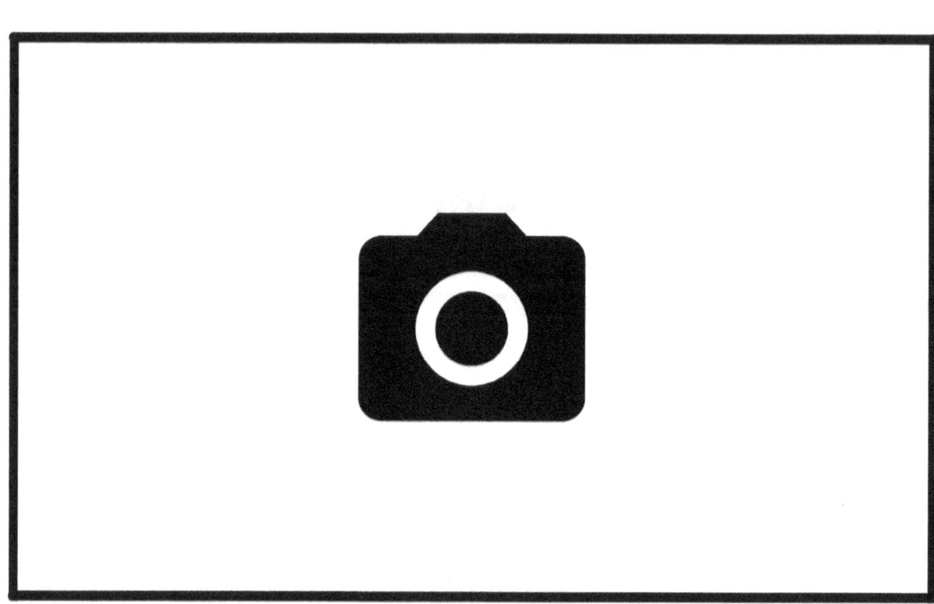

Ma motivation

Ma séances

Semaine N° : ....   Jour N° : ....

Je me sens :

Mon alimentation :

Matin	midi	Soirée
....	....	....
....	....	....
....	....	....
....	....	....
kcal :	kcal :	kcal : ....

En cas : ....

Mes exercices du jour :

Matin	Aprés-midi	Soirée
....	....	....
....	....	....
....	....	....
....	....	....

Total de calories brulées : ....

Temps de sommeil : ....

Ma séances

Semaine N° : ....   Jour N° : ....

Je me sens :

Mon alimentation :

Matin	midi	Soirée
....	....	....
....	....	....
....	....	....
....	....	....

kcal : ....   kcal : ....   kcal : ....

En cas : ....

Mes exercices du jour :

Matin	Aprés-midi	Soirée
....	....	....
....	....	....
....	....	....
....	....	....

Total de calories brulées : ....

Temps de sommeil : ....

Ma séances

Semaine N° : ....   Jour N° : ....

Je me sens :

Mon alimentation :

Matin	midi	Soirée
....	....	....
....	....	....
....	....	....
....	....	....

kcal : ....   kcal : ....   kcal : ....

En cas : ....

Mes exercices du jour :

Matin	Aprés-midi	Soirée
....	....	....
....	....	....
....	....	....
....	....	....

Total de calories brulées : ....

Temps de sommeil : ....

Ma séances

Semaine N° : ....   Jour N° : ....

Je me sens :   😀   🙂   😐   ☹️

Mon alimentation :

Matin	midi	Soirée
....	....	....
....	....	....
....	....	....
....	....	....
kcal :	kcal :	kcal : ....

En cas : ....

Mes exercices du jour :

Matin	Aprés-midi	Soirée
....	....	....
....	....	....
....	....	....
....	....	....

Total de calories brulées : ....

Temps de sommeil : ....

Ma séances

Semaine N° : ....   Jour N° : ....

Je me sens :

Mon alimentation :

Matin   midi   Soirée

....
....
....
....

kcal : ....   kcal : ....   kcal : ....

En cas : ....

Mes exercices du jour :

Matin   Aprés-midi   Soirée

....
....
....
....

Total de calories brulées : ....

Temps de sommeil : ....

Ma séances

Semaine N° : ....   Jour N° : ....

Je me sens :   😃 🙂 😐 🙁

Mon alimentation :

Matin	midi	Soirée
....	....	....
....	....	....
....	....	....
....	....	....
kcal :	kcal :	kcal : ....

En cas : ....

Mes exercices du jour :

Matin	Aprés-midi	Soirée
....	....	....
....	....	....
....	....	....
....	....	....

Total de calories brulées : ....

Temps de sommeil : ....

Ma séances

Semaine N° : ....   Jour N° : ....

Je me sens : 😃 🙂 😐 🙁

Mon alimentation :

Matin	midi	Soirée
....	....	....
....	....	....
....	....	....
....	....	....

kcal : ....   kcal : ....   kcal : ....

En cas : ....

Mes exercices du jour :

Matin	Aprés-midi	Soirée
....	....	....
....	....	....
....	....	....
....	....	....

Total de calories brulées : ....

Temps de sommeil : ....

Bilan de la semaine

Poids du début de semaine : ....

Poids actuel: ....

Temps total des entrainement : ....

Difficulté de la semaine: =   +   ++   +++   ++++

Qualité des repas :   =   +   ++   +++   ++++

Qualité du sommeil :   =   +   ++   +++   ++++

A améliorer :

____

____

____

____

Note :

____

____

____

Photo de la semaine N°....

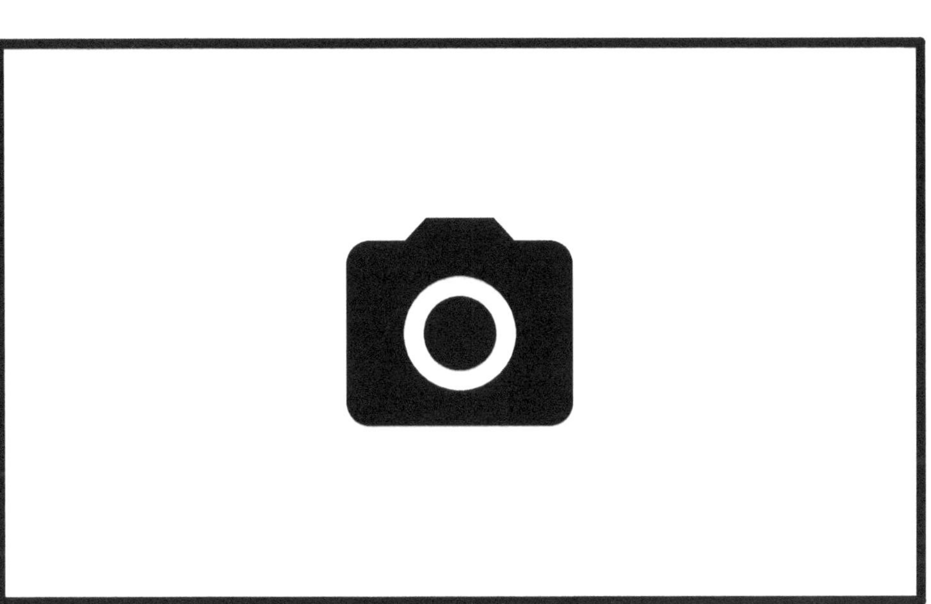

Ma motivation

Ma séances

Semaine N° : ....   Jour N° : ....

Je me sens :

Mon alimentation :

Matin	midi	Soirée
....	....	....
....	....	....
....	....	....
....	....	....

kcal : ....   kcal : ....   kcal : ....

En cas : ....

Mes exercices du jour :

Matin	Aprés-midi	Soirée
....	....	....
....	....	....
....	....	....
....	....	....

Total de calories brulées : ....

Temps de sommeil : ....

Ma séances

Semaine N° : ....   Jour N° : ....

Je me sens :   😀   🙂   😐   🙁

Mon alimentation :

Matin   midi   Soirée

....
....
....
....

kcal : ....   kcal : ....   kcal : ....

En cas : ....

Mes exercices du jour :

Matin   Aprés-midi   Soirée

....
....
....
....

Total de calories brulées : ....

Temps de sommeil : ....

Ma séances

Semaine N° : ....   Jour N° : ....

Je me sens :   😀 🙂 😐 🙁

Mon alimentation :

Matin   midi   Soirée

....
....
....
....

kcal : ....   kcal : ....   kcal : ....

En cas : ....

Mes exercices du jour :

Matin   Aprés-midi   Soirée

....
....
....
....

Total de calories brulées : ....

Temps de sommeil : ....

Ma séances

Semaine N° : ....   Jour N° : ....

Je me sens :

Mon alimentation :

Matin	midi	Soirée
....	....	....
....	....	....
....	....	....
....	....	....
kcal :	kcal :	kcal : ....

En cas : ....

Mes exercices du jour :

Matin	Aprés-midi	Soirée
....	....	....
....	....	....
....	....	....
....	....	....

Total de calories brulées : ....

Temps de sommeil : ....

Ma séances

Semaine N° : ....   Jour N° : ....

Je me sens :   😀   🙂   😐   🙁

Mon alimentation :

Matin   midi   Soirée

....
....
....
....

kcal : ....   kcal : ....   kcal : ....

En cas : ....

Mes exercices du jour :

Matin   Aprés-midi   Soirée

....
....
....
....

Total de calories brulées : ....

Temps de sommeil : ....

Ma séances

Semaine N° : ....   Jour N° : ....

Je me sens :

Mon alimentation :

Matin	midi	Soirée
....	....	....
....	....	....
....	....	....
....	....	....
kcal :	kcal :	kcal : ....

En cas : ....

Mes exercices du jour :

Matin	Aprés-midi	Soirée
....	....	....
....	....	....
....	....	....
....	....	....

Total de calories brulées : ....

Temps de sommeil : ....

Ma séances

Semaine N° : ....   Jour N° : ....

Je me sens :

Mon alimentation :

Matin   midi   Soirée

....
....
....
....

kcal : ....   kcal : ....   kcal : ....

En cas : ....

Mes exercices du jour :

Matin   Aprés-midi   Soirée

....
....
....
....

Total de calories brulées : ....

Temps de sommeil : ....

Bilan de la semaine

Poids du début de semaine : ....

Poids actuel: ....

Temps total des entrainement : ....

Difficulté de la semaine: =   +   ++   +++   ++++

Qualité des repas : =   +   ++   +++   ++++

Qualité du sommeil : =   +   ++   +++   ++++

A améliorer :

Note :

Photo de la semaine N°....

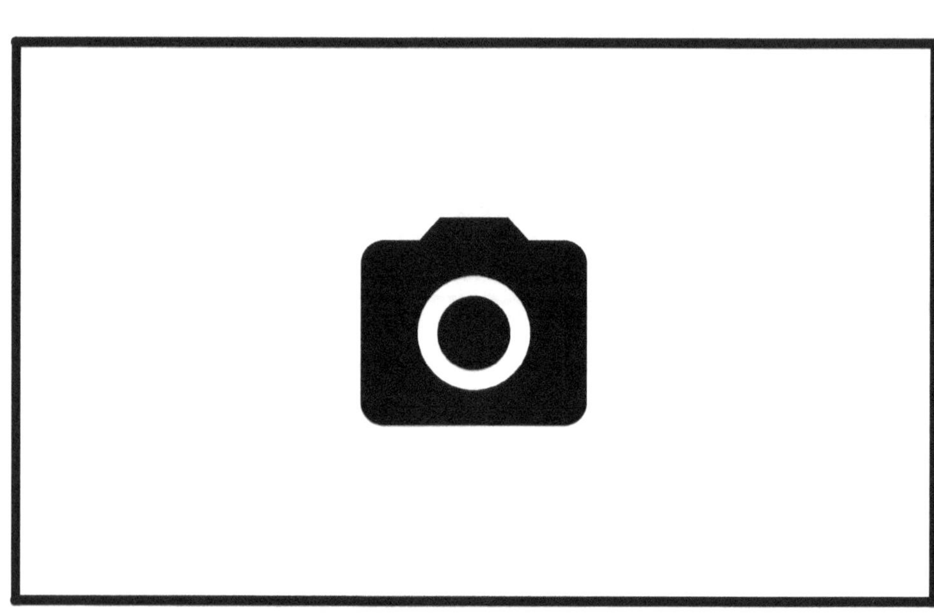

Ma motivation

Ma séances

Semaine N° : ....   Jour N° : ....

Je me sens :   😃   🙂   😐   🙁

Mon alimentation :

Matin	midi	Soirée
....	....	....
....	....	....
....	....	....
....	....	....

kcal : ....   kcal : ....   kcal : ....

En cas : ....

Mes exercices du jour :

Matin	Aprés-midi	Soirée
....	....	....
....	....	....
....	....	....
....	....	....

Total de calories brulées : ....

Temps de sommeil : ....

Ma séances

Semaine N° : ....   Jour N° : ....

Je me sens :

Mon alimentation :

Matin   midi   Soirée

....
....
....
....

kcal : ....   kcal : ....   kcal : ....

En cas : ....

Mes exercices du jour :

Matin   Aprés-midi   Soirée

....
....
....
....

Total de calories brulées : ....

Temps de sommeil : ....

Ma séances

Semaine N° : ....   Jour N° : ....

Je me sens :

Mon alimentation :

Matin	midi	Soirée
....	....	....
....	....	....
....	....	....
....	....	....
kcal :	kcal :	kcal : ....

En cas : ....

Mes exercices du jour :

Matin	Aprés-midi	Soirée
....	....	....
....	....	....
....	....	....
....	....	....

Total de calories brulées : ....

Temps de sommeil : ....

Ma séances

Semaine N° : ....   Jour N° : ....

Je me sens : 😀 🙂 😐 ☹️

Mon alimentation :

Matin   midi   Soirée

....
....
....
....

kcal : ....   kcal : ....   kcal : ....

En cas : ....

Mes exercices du jour :

Matin   Aprés-midi   Soirée

....
....
....
....

Total de calories brulées : ....

Temps de sommeil : ....

Ma séances

Semaine N° : ....   Jour N° : ....

Je me sens :

Mon alimentation :

Matin   midi   Soirée

....
....
....
....

kcal : ....   kcal : ....   kcal : ....

En cas : ....

Mes exercices du jour :

Matin   Aprés-midi   Soirée

....
....
....
....

Total de calories brulées : ....

Temps de sommeil : ....

Ma séances

Semaine N° : ....   Jour N° : ....

Je me sens :

Mon alimentation :

Matin	midi	Soirée
....	....	....
....	....	....
....	....	....
....	....	....
kcal :	kcal :	kcal : ....

En cas : ....

Mes exercices du jour :

Matin	Aprés-midi	Soirée
....	....	....
....	....	....
....	....	....
....	....	....

Total de calories brulées : ....

Temps de sommeil : ....

Ma séances

Semaine N° : ....   Jour N° : ....

Je me sens :

Mon alimentation :

Matin   midi   Soirée

....
....
....
....

kcal : ....   kcal : ....   kcal : ....

En cas : ....

Mes exercices du jour :

Matin   Aprés-midi   Soirée

....
....
....
....

Total de calories brulées : ....

Temps de sommeil : ....

Bilan de la semaine

Poids du début de semaine : ....

Poids actuel: ....

Temps total des entrainement : ....

Difficulté de la semaine: = + ++ +++ ++++

Qualité des repas : = + ++ +++ ++++

Qualité du sommeil : = + ++ +++ ++++

A améliorer :

____

____

____

____

Note :

____

____

____

Photo de la semaine N°....

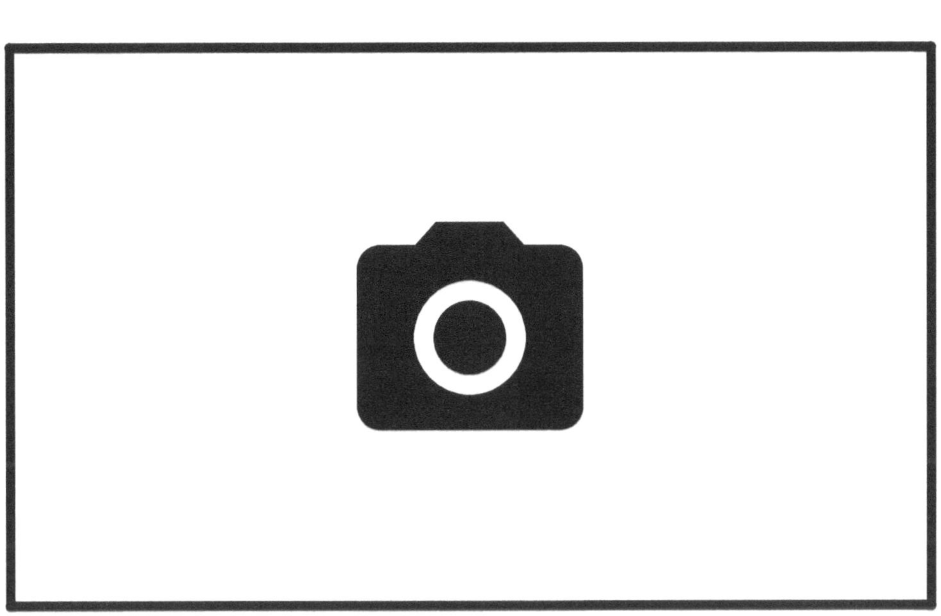

Ma motivation

Ma séances

Semaine N° : ....   Jour N° : ....

Je me sens :

Mon alimentation :

Matin	midi	Soirée
....	....	....
....	....	....
....	....	....
....	....	....

kcal : ....   kcal : ....   kcal : ....

En cas : ....

Mes exercices du jour :

Matin	Aprés-midi	Soirée
....	....	....
....	....	....
....	....	....
....	....	....

Total de calories brulées : ....

Temps de sommeil : ....

Ma séances

Semaine N° : ....   Jour N° : ....

Je me sens :

Mon alimentation :

Matin   midi   Soirée

....
....
....
....

kcal : ....   kcal : ....   kcal : ....

En cas : ....

Mes exercices du jour :

Matin   Aprés-midi   Soirée

....
....
....
....

Total de calories brulées : ....

Temps de sommeil : ....

Ma séances

Semaine N° : ....   Jour N° : ....

Je me sens : 😃 🙂 😐 🙁

Mon alimentation :

Matin	midi	Soirée
....	....	....
....	....	....
....	....	....
....	....	....

kcal : ....   kcal : ....   kcal : ....

En cas : ....

Mes exercices du jour :

Matin	Aprés-midi	Soirée
....	....	....
....	....	....
....	....	....
....	....	....

Total de calories brulées : ....

Temps de sommeil : ....

Ma séances

Semaine N° : ....   Jour N° : ....

Je me sens : 😃 🙂 😐 🙁

Mon alimentation :

Matin   midi   Soirée

....
....
....
....

kcal : ....   kcal : ....   kcal : ....

En cas : ....

Mes exercices du jour :

Matin   Aprés-midi   Soirée

....
....
....
....

Total de calories brulées : ....

Temps de sommeil : ....

Ma séances

Semaine N° : ....   Jour N° : ....

Je me sens :   😀   🙂   😐   🙁

Mon alimentation :

Matin   midi   Soirée

....
....
....
....

kcal : ....   kcal : ....   kcal : ....

En cas : ....

Mes exercices du jour :

Matin   Aprés-midi   Soirée

....
....
....
....

Total de calories brulées : ....

Temps de sommeil : ....

Ma séances

Semaine N° : ....   Jour N° : ....

Je me sens :

Mon alimentation :

Matin   midi   Soirée

....
....
....
....

kcal : ....   kcal : ....   kcal : ....

En cas : ....

Mes exercices du jour :

Matin   Aprés-midi   Soirée

....
....
....
....

Total de calories brulées : ....

Temps de sommeil : ....

Ma séances

Semaine N° : ....   Jour N° : ....

Je me sens :   😀   🙂   😐   🙁

Mon alimentation :

Matin	midi	Soirée
....	....	....
....	....	....
....	....	....
....	....	....

kcal : ....   kcal : ....   kcal : ....

En cas : ....

Mes exercices du jour :

Matin	Aprés-midi	Soirée
....	....	....
....	....	....
....	....	....
....	....	....

Total de calories brulées : ....

Temps de sommeil : ....

Bilan de la semaine

Poids du début de semaine : ....

Poids actuel: ....

Temps total des entrainement : ....

Difficulté de la semaine: =   +   ++   +++   ++++

Qualité des repas :   =   +   ++   +++   ++++

Qualité du sommeil :   =   +   ++   +++   ++++

A améliorer :

____

____

____

____

Note :

____

____

____

Photo de la semaine N°....

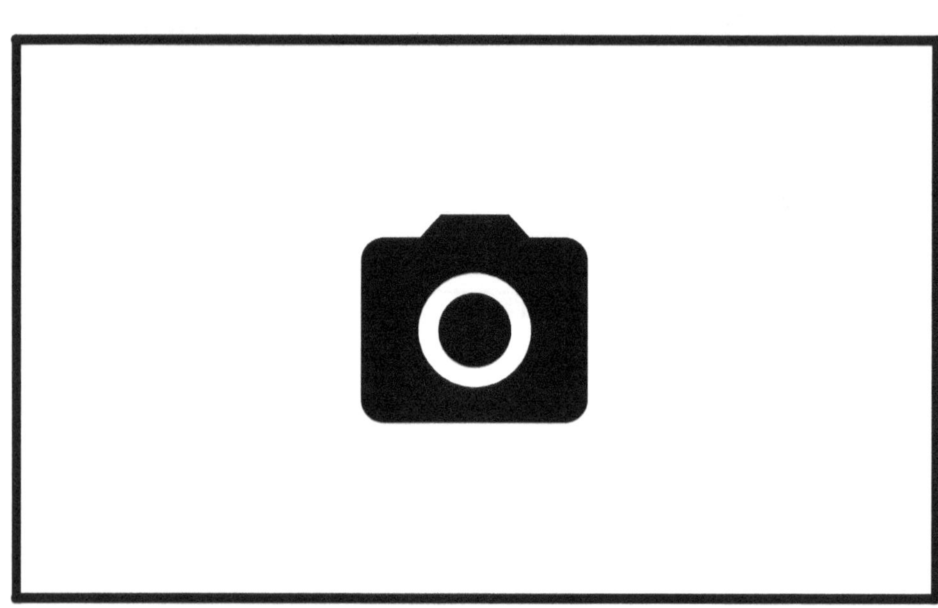

Ma motivation

Ma séances

Semaine N° : ....   Jour N° : ....

Je me sens :   😃   🙂   😐   🙁

Mon alimentation :

Matin	midi	Soirée
....	....	....
....	....	....
....	....	....
....	....	....

kcal : ....   kcal : ....   kcal : ....

En cas : ....

Mes exercices du jour :

Matin	Aprés-midi	Soirée
....	....	....
....	....	....
....	....	....
....	....	....

Total de calories brulées : ....

Temps de sommeil : ....

Ma séances

Semaine N° : ....   Jour N° : ....

Je me sens :   🙂   🙂   😐   🙁

Mon alimentation :

Matin   midi   Soirée

....

....

....

....

kcal : ....   kcal : ....   kcal : ....

En cas : ....

Mes exercices du jour :

Matin   Aprés-midi   Soirée

....

....

....

....

Total de calories brulées : ....

Temps de sommeil : ....

Ma séances

Semaine N° : ....   Jour N° : ....

Je me sens :

Mon alimentation :

Matin	midi	Soirée
....	....	....
....	....	....
....	....	....
....	....	....

kcal : ....   kcal : ....   kcal : ....

En cas : ....

Mes exercices du jour :

Matin	Aprés-midi	Soirée
....	....	....
....	....	....
....	....	....
....	....	....

Total de calories brulées : ....

Temps de sommeil : ....

Ma séances

Semaine N° : ....   Jour N° : ....

Je me sens :

Mon alimentation :

Matin   midi   Soirée

....
....
....
....

kcal : ....   kcal : ....   kcal : ....

En cas : ....

Mes exercices du jour :

Matin   Aprés-midi   Soirée

....
....
....
....

Total de calories brulées : ....

Temps de sommeil : ....

Ma séances

Semaine N° : ....   Jour N° : ....

Je me sens :   😀 🙂 😐 🙁

Mon alimentation :

Matin	midi	Soirée
....	....	....
....	....	....
....	....	....
....	....	....

kcal : ....   kcal : ....   kcal : ....

En cas : ....

Mes exercices du jour :

Matin	Aprés-midi	Soirée
....	....	....
....	....	....
....	....	....
....	....	....

Total de calories brulées : ....

Temps de sommeil : ....

Ma séances

Semaine N° : ....   Jour N° : ....

Je me sens :

Mon alimentation :

Matin   midi   Soirée

....
....
....
....

kcal : ....   kcal : ....   kcal : ....

En cas : ....

Mes exercices du jour :

Matin   Aprés-midi   Soirée

....
....
....
....

Total de calories brulées : ....

Temps de sommeil : ....

Ma séances

Semaine N° : .... Jour N° : ....

Je me sens :

Mon alimentation :

Matin	midi	Soirée
....	....	....
....	....	....
....	....	....
....	....	....

kcal : .... kcal : .... kcal : ....

En cas : ....

Mes exercices du jour :

Matin	Aprés-midi	Soirée
....	....	....
....	....	....
....	....	....
....	....	....

Total de calories brulées : ....

Temps de sommeil : ....

Bilan de la semaine

Poids du début de semaine : ....

Poids actuel: ....

Temps total des entrainement : ....

Difficulté de la semaine: =   +   ++   +++   ++++

Qualité des repas :   =   +   ++   +++   ++++

Qualité du sommeil :   =   +   ++   +++   ++++

A améliorer :

____

____

____

____

Note :

____

____

____

Photo de la semaine N°....

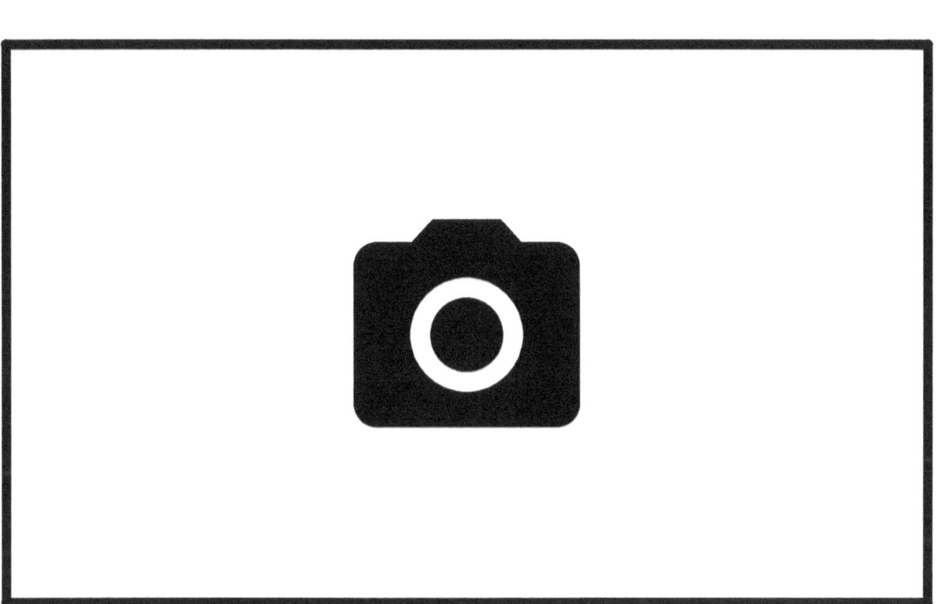

Ma motivation

Ma séances

Semaine N° : ....   Jour N° : ....

Je me sens :   😀   🙂   😐   🙁

Mon alimentation :

Matin	midi	Soirée
....	....	....
....	....	....
....	....	....
....	....	....

kcal : ....   kcal : ....   kcal : ....

En cas : ....

Mes exercices du jour :

Matin	Aprés-midi	Soirée
....	....	....
....	....	....
....	....	....
....	....	....

Total de calories brulées : ....

Temps de sommeil : ....

Ma séances

Semaine N° : ....   Jour N° : ....

Je me sens :   😀   🙂   😐   🙁

Mon alimentation :

Matin	midi	Soirée
....	....	....
....	....	....
....	....	....
....	....	....

kcal : ....   kcal : ....   kcal : ....

En cas : ....

Mes exercices du jour :

Matin	Aprés-midi	Soirée
....	....	....
....	....	....
....	....	....
....	....	....

Total de calories brulées : ....

Temps de sommeil : ....

Ma séances

Semaine N° : ....   Jour N° : ....

Je me sens :   😃   🙂   😐   🙁

Mon alimentation :

Matin   midi   Soirée

....
....
....
....

kcal : ....   kcal : ....   kcal : ....

En cas : ....

Mes exercices du jour :

Matin   Aprés-midi   Soirée

....
....
....
....

Total de calories brulées : ....

Temps de sommeil : ....

Ma séances

Semaine N° : ....   Jour N° : ....

Je me sens : 😀 🙂 😐 🙁

Mon alimentation :

Matin   midi   Soirée

....
....
....
....

kcal : ....   kcal : ....   kcal : ....

En cas : ....

Mes exercices du jour :

Matin   Aprés-midi   Soirée

....
....
....
....

Total de calories brulées : ....

Temps de sommeil : ....

Ma séances

Semaine N° : ....   Jour N° : ....

Je me sens :

Mon alimentation :

Matin   midi   Soirée

....
....
....
....

kcal : ....   kcal : ....   kcal : ....

En cas : ....

Mes exercices du jour :

Matin   Aprés-midi   Soirée

....
....
....
....

Total de calories brulées : ....

Temps de sommeil : ....

Ma séances

Semaine N° : ....   Jour N° : ....

Je me sens :

Mon alimentation :

Matin   midi   Soirée

....
....
....
....

kcal : ....   kcal : ....   kcal : ....

En cas : ....

Mes exercices du jour :

Matin   Aprés-midi   Soirée

....
....
....
....

Total de calories brulées : ....

Temps de sommeil : ....

Ma séances

Semaine N° : ....   Jour N° : ....

Je me sens :

Mon alimentation :

Matin   midi   Soirée

....
....
....
....

kcal : ....   kcal : ....   kcal : ....

En cas : ....

Mes exercices du jour :

Matin   Aprés-midi   Soirée

....
....
....
....

Total de calories brulées : ....

Temps de sommeil : ....

Bilan de la semaine

Poids du début de semaine : ....

Poids actuel: ....

Temps total des entrainement : ....

Difficulté de la semaine: =   +   ++   +++   ++++

Qualité des repas : =   +   ++   +++   ++++

Qualité du sommeil : =   +   ++   +++   ++++

A améliorer :

____

____

____

____

Note :

____

____

____

Photo de la semaine N°....

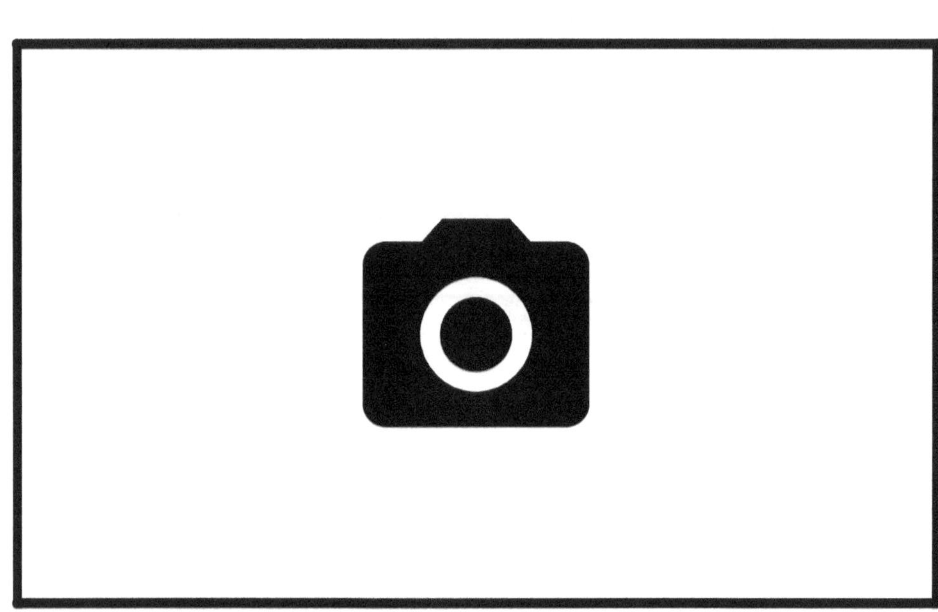

Ma motivation

Ma séances

Semaine N° : ....   Jour N° : ....

Je me sens :

Mon alimentation :

Matin   midi   Soirée

....
....
....
....

kcal : ....   kcal : ....   kcal : ....

En cas : ....

Mes exercices du jour :

Matin   Aprés-midi   Soirée

....
....
....
....

Total de calories brulées : ....

Temps de sommeil : ....

Ma séances

Semaine N° : ....   Jour N° : ....

Je me sens :

Mon alimentation :

Matin   midi   Soirée

....
....
....
....

kcal : ....   kcal : ....   kcal : ....

En cas : ....

Mes exercices du jour :

Matin   Aprés-midi   Soirée

....
....
....
....

Total de calories brulées : ....

Temps de sommeil : ....

Ma séances

Semaine N° : ....   Jour N° : ....

Je me sens :

Mon alimentation :

Matin	midi	Soirée
....	....	....
....	....	....
....	....	....
....	....	....

kcal : ....   kcal : ....   kcal : ....

En cas : ....

Mes exercices du jour :

Matin	Aprés-midi	Soirée
....	....	....
....	....	....
....	....	....
....	....	....

Total de calories brulées : ....

Temps de sommeil : ....

Ma séances

Semaine N° : ....   Jour N° : ....

Je me sens :   😃   🙂   😐   🙁

Mon alimentation :

Matin	midi	Soirée
....	....	....
....	....	....
....	....	....
....	....	....
kcal :	kcal :	kcal : ....

En cas : ....

Mes exercices du jour :

Matin	Aprés-midi	Soirée
....	....	....
....	....	....
....	....	....
....	....	....

Total de calories brulées : ....

Temps de sommeil : ....

Ma séances

Semaine N° : ....   Jour N° : ....

Je me sens :   😀 🙂 😐 🙁

Mon alimentation :

Matin	midi	Soirée
....	....	....
....	....	....
....	....	....
....	....	....

kcal : ....   kcal : ....   kcal : ....

En cas : ....

Mes exercices du jour :

Matin	Aprés-midi	Soirée
....	....	....
....	....	....
....	....	....
....	....	....

Total de calories brulées : ....

Temps de sommeil : ....

Ma séances

Semaine N° : ....   Jour N° : ....

Je me sens : 😀 🙂 😐 🙁

Mon alimentation :

Matin	midi	Soirée
....	....	....
....	....	....
....	....	....
....	....	....
kcal :	kcal :	kcal : ....

En cas : ....

Mes exercices du jour :

Matin	Aprés-midi	Soirée
....	....	....
....	....	....
....	....	....
....	....	....

Total de calories brulées : ....

Temps de sommeil : ....

Ma séances

Semaine N° : ....   Jour N° : ....

Je me sens :   😀   🙂   😐   🙁

Mon alimentation :

Matin	midi	Soirée
....	....	....
....	....	....
....	....	....
....	....	....
kcal :	kcal :	kcal : ....

En cas : ....

Mes exercices du jour :

Matin	Aprés-midi	Soirée
....	....	....
....	....	....
....	....	....
....	....	....

Total de calories brulées : ....

Temps de sommeil : ....

Bilan de la semaine

Poids du début de semaine : ....

Poids actuel: ....

Temps total des entrainement : ....

Difficulté de la semaine: =   +   ++   +++   ++++

Qualité des repas :   =   +   ++   +++   ++++

Qualité du sommeil :   =   +   ++   +++   ++++

A améliorer :

____

____

____

____

Note :

____

____

Photo de la semaine N°....

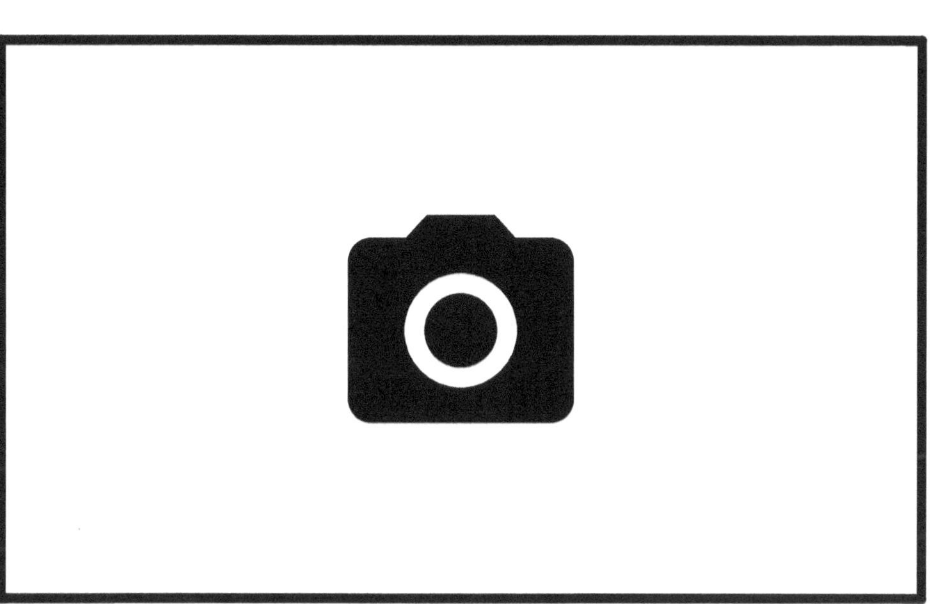

Ma motivation

Ma séances

Semaine N° : ....   Jour N° : ....

Je me sens :

Mon alimentation :

Matin	midi	Soirée
....	....	....
....	....	....
....	....	....
....	....	....

kcal : ....   kcal : ....   kcal : ....

En cas : ....

Mes exercices du jour :

Matin	Aprés-midi	Soirée
....	....	....
....	....	....
....	....	....
....	....	....

Total de calories brulées : ....

Temps de sommeil : ....

Ma séances

Semaine N° : ....   Jour N° : ....

Je me sens :   😀   🙂   😐   🙁

Mon alimentation :

Matin   midi   Soirée

....
....
....
....

kcal : ....   kcal : ....   kcal : ....

En cas : ....

Mes exercices du jour :

Matin   Aprés-midi   Soirée

....
....
....
....

Total de calories brulées : ....

Temps de sommeil : ....

Ma séances

Semaine N° : ....   Jour N° : ....

Je me sens :   😃   😊   😐   ☹️

Mon alimentation :

Matin	midi	Soirée
....	....	....
....	....	....
....	....	....
....	....	....

kcal : ....   kcal : ....   kcal : ....

En cas : ....

Mes exercices du jour :

Matin	Aprés-midi	Soirée
....	....	....
....	....	....
....	....	....
....	....	....

Total de calories brulées : ....

Temps de sommeil : ....

Ma séances

Semaine N° : ....   Jour N° : ....

Je me sens : 😀 🙂 😐 🙁

Mon alimentation :

Matin	midi	Soirée
....	....	....
....	....	....
....	....	....
....	....	....

kcal : ....   kcal : ....   kcal : ....

En cas : ....

Mes exercices du jour :

Matin	Aprés-midi	Soirée
....	....	....
....	....	....
....	....	....
....	....	....

Total de calories brulées : ....

Temps de sommeil : ....

Ma séances

Semaine N° : ....   Jour N° : ....

Je me sens :

Mon alimentation :

Matin   midi   Soirée

....
....
....
....

kcal : ....   kcal : ....   kcal : ....

En cas : ....

Mes exercices du jour :

Matin   Aprés-midi   Soirée

....
....
....
....

Total de calories brulées : ....

Temps de sommeil : ....

Ma séances

Semaine N° : ....   Jour N° : ....

Je me sens :

Mon alimentation :

Matin	midi	Soirée
....	....	....
....	....	....
....	....	....
....	....	....
kcal :	kcal :	kcal : ....

En cas : ....

Mes exercices du jour :

Matin	Aprés-midi	Soirée
....	....	....
....	....	....
....	....	....
....	....	....

Total de calories brulées : ....

Temps de sommeil : ....

Ma séances

Semaine N° : ....   Jour N° : ....

Je me sens :

Mon alimentation :

Matin	midi	Soirée
....	....	....
....	....	....
....	....	....
....	....	....
kcal :	kcal :	kcal : ....

En cas : ....

Mes exercices du jour :

Matin	Aprés-midi	Soirée
....	....	....
....	....	....
....	....	....
....	....	....

Total de calories brulées : ....

Temps de sommeil : ....

Bilan de la semaine

Poids du début de semaine : ....

Poids actuel: ....

Temps total des entrainement : ....

Difficulté de la semaine: =   +   ++   +++   ++++

Qualité des repas : =   +   ++   +++   ++++

Qualité du sommeil : =   +   ++   +++   ++++

A améliorer :

____

____

____

____

Note :

____

____

Photo de la semaine N°....

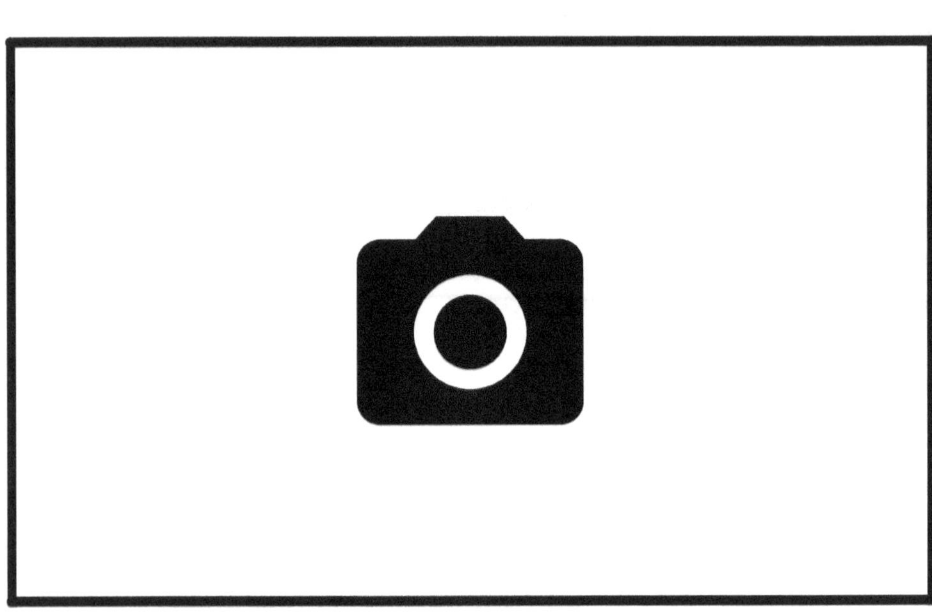

Ma motivation

Ma séances

Semaine N° : .... Jour N° : ....

Je me sens : 😀 🙂 😐 🙁

Mon alimentation :

Matin	midi	Soirée
....	....	....
....	....	....
....	....	....
....	....	....
kcal :	kcal :	kcal : ....

En cas : ....

Mes exercices du jour :

Matin	Aprés-midi	Soirée
....	....	....
....	....	....
....	....	....
....	....	....

Total de calories brulées : ....

Temps de sommeil : ....

Ma séances

Semaine N° : ....   Jour N° : ....

Je me sens :   😀   🙂   😐   🙁

Mon alimentation :

Matin	midi	Soirée
....	....	....
....	....	....
....	....	....
....	....	....

kcal : ....   kcal : ....   kcal : ....

En cas : ....

Mes exercices du jour :

Matin	Aprés-midi	Soirée
....	....	....
....	....	....
....	....	....
....	....	....

Total de calories brulées : ....

Temps de sommeil : ....

Ma séances

Semaine N° : ....   Jour N° : ....

Je me sens :   😀   🙂   😐   🙁

Mon alimentation :

Matin	midi	Soirée
....	....	....
....	....	....
....	....	....
....	....	....
kcal :	kcal :	kcal : ....

En cas : ....

Mes exercices du jour :

Matin	Aprés-midi	Soirée
....	....	....
....	....	....
....	....	....
....	....	....

Total de calories brulées : ....

Temps de sommeil : ....

Ma séances

Semaine N° : ....   Jour N° : ....

Je me sens :   😀   🙂   😐   🙁

Mon alimentation :

Matin   midi   Soirée

....
....
....
....

kcal : ....   kcal : ....   kcal : ....

En cas : ....

Mes exercices du jour :

Matin   Aprés-midi   Soirée

....
....
....
....

Total de calories brulées : ....

Temps de sommeil : ....

Ma séances

Semaine N° : ....   Jour N° : ....

Je me sens :   😃   🙂   😐   🙁

Mon alimentation :

Matin   midi   Soirée

....
....
....
....

kcal : ....   kcal : ....   kcal : ....

En cas : ....

Mes exercices du jour :

Matin   Aprés-midi   Soirée

....
....
....
....

Total de calories brulées : ....

Temps de sommeil : ....

Ma séances

Semaine N° : ....   Jour N° : ....

Je me sens :

Mon alimentation :

Matin   midi   Soirée

....

....

....

....

kcal : ....   kcal : ....   kcal : ....

En cas : ....

Mes exercices du jour :

Matin   Aprés-midi   Soirée

....

....

....

....

Total de calories brulées : ....

Temps de sommeil : ....

Ma séances

Semaine N° : ....   Jour N° : ....

Je me sens : 😀 🙂 😐 🙁

Mon alimentation :

Matin	midi	Soirée
....	....	....
....	....	....
....	....	....
....	....	....
kcal :	kcal :	kcal : ....

En cas : ....

Mes exercices du jour :

Matin	Aprés-midi	Soirée
....	....	....
....	....	....
....	....	....
....	....	....

Total de calories brulées : ....

Temps de sommeil : ....

Bilan de la semaine

Poids du début de semaine : ....

Poids actuel: ....

Temps total des entrainement : ....

Difficulté de la semaine: =   +   ++   +++   ++++

Qualité des repas :   =   +   ++   +++   ++++

Qualité du sommeil :   =   +   ++   +++   ++++

A améliorer :

____

____

____

____

Note :

____

____

____

Photo de la semaine N°....

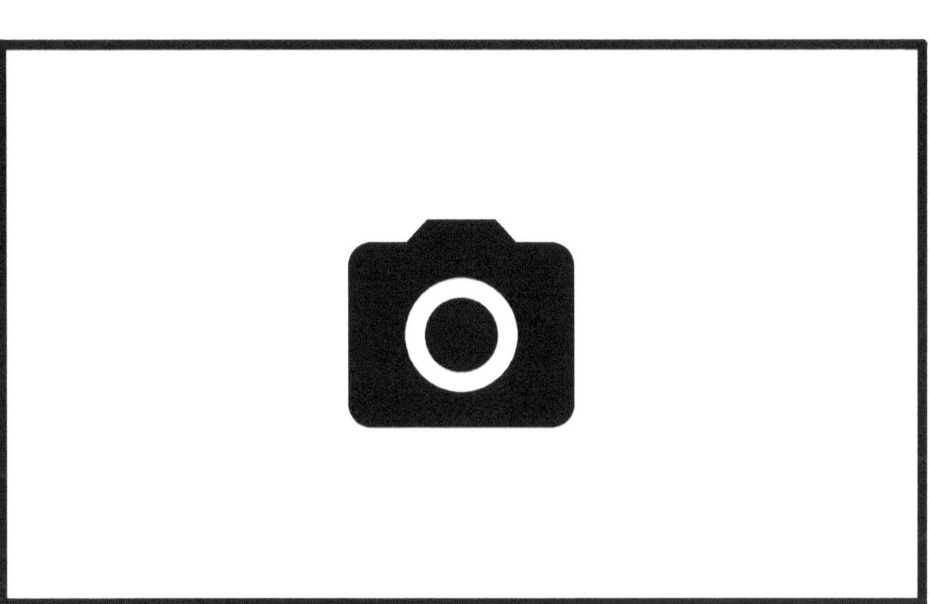

Ma motivation